W0246460

MIT FREUNDLICHER
EMPFEHLUNG

Tropon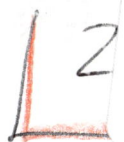

ARZNEIMITTEL KÖLN

W. Kissling

Kompendium der Schizophrenie-behandlung

Fragen und Antworten
zu den praktisch wichtigsten
Behandlungsproblemen

Springer-Verlag
Berlin Heidelberg New York
London Paris Tokyo
Hong Kong Barcelona
Budapest

Dr. Werner Kissling
Psychiatrische Klinik
der Technischen Universität München,
Ismaninger Straße 22,
W-8000 München 80,
Bundesrepublik Deutschland

ISBN 3-540-55945-0 Springer-Verlag
Berlin Heidelberg New York

Satz: Datenkonvertierung durch Springer-Verlag

25/3130-5 4 3 2 1 0 – Gedruckt auf säurefreiem Papier

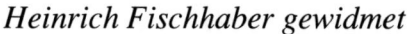

Heinrich Fischhaber gewidmet

Einleitung

Mehr als die Hälfte aller psychiatrischen Patienten wird in der Bundesrepublik vom Allgemeinarzt oder Internisten behandelt (Bochnik u. Koch 1990). Auch die Langzeitbehandlung schizophrener Patienten erfolgt häufig durch den Hausarzt, der den Patienten und seine Familie oft seit langem kennt und dem gegenüber meist weniger Schwellenängste bestehen als gegenüber einem Nervenarzt.

Angesichts der stürmischen Fortentwicklung in den vielen medizinischen Teilbereichen, die der Allgemeinarzt beherrschen muß, wird er oft nicht die Zeit finden, sich über den neuesten Stand psychiatrischer Behandlungsmethoden in den einschlägigen Lehrbüchern oder Fachpublikationen zu informieren. Hier entsteht ein Bedarf an einer zwar umfassenden und aktuellen, andererseits aber auch praxisnahen und kurzen Behandlungsanleitung.

Der vorliegende Band versucht diesen Bedarf zu befriedigen und folgt dabei dem bewährten Schema der Springer-Kompendien, bei denen die wichtigsten praxisrelevanten Behandlungsprobleme in Frage- und Antwortform dargestellt werden. Diese Darstellungsform mit jeweils in sich abgeschlossenen Antworten erlaubt es, die Antwort auf eine bestimmte Frage rasch zu finden, ohne daß das ganze Buch am Stück gelesen werden muß. Obwohl dieses Kompendium hauptsächlich für den Hausarzt oder den Internisten verfasst wurde, mag es auch dem einen oder anderen Kollegen zu Beginn seiner psychiatrischen Weiterbildung den Einstieg in die Schizophreniebehandlung erleichtern.

Bei Fragen der Schizophreniediagnostik orientiert sich die Darstellung inhaltlich an der neuen WHO-Klassifikation psychischer Störungen (ICD-10, Dilling et al. 1991). Die Behandlungsempfehlungen zur neuroleptischen Rezidivprophylaxe basieren weitgehend auf den Empfehlungen der internationalen Konsensuskonferenz von Brügge über "Behandlungsrichtlinien zur neuroleptischen Rezidivprophylaxe" (Kissling 1991).

Inhaltsverzeichnis

Prophylaxe

Diagnose

Woran erkennt man schizophrene Psychosen?

Die Erstdiagnose einer Schizophrenie zu stellen ist in vielen Fällen eine schwierige und immer eine sehr verantwortungsvolle Aufgabe. Schwierig deshalb, weil bis jetzt keine pathognomonischen Einzelsymptome bekannt sind, die eine eindeutige Schizophreniediagnose ermöglichen. Auch die Ergebnisse apparativer, z. B. bildgebender Untersuchungsverfahren oder Blut- bzw. Liquoruntersuchungen, können das Vorliegen einer schizophrenen Psychose nicht sichern, höchstens andere organische Ursachen ausschließen. Die Diagnose einer Schizophrenie muß deshalb nach wie vor als Ergebnis eines klinischen Entscheidungsprozesses gestellt werden, in den der psychopathologische Querschnittbefund, möglichst auch der Längsschnittverlauf und die Familienanamnese eingehen. Welche Einzelsymptome für die Diagnose einer Schizophrenie zwingend vorhanden sein müssen, ist je nach Diagnosesystem (z. B. der WHO-Klassifikation ICD-10 oder dem Diagnostikmanual der Amerikanischen Psychiatergesellschaft DSM-III-R) etwas unterschiedlich. Über die im folgenden aufgelisteten, praktisch relevanten *Hauptsymptome* der Schizophrenie besteht jedoch weitgehend Einigkeit:

– *Wahnideen* (z. B. Verfolgungs- oder Beziehungsideen);

– *Halluzinationen* (z. B. Stimmenhören);

– *Denkstörungen* (z. B. Zerfahrenheit);

– *Affektstörungen* (z. B. inadäquater Affekt);

– *Ich-Störungen* (z. B. Verlust der Ich-Grenzen).

Die Schizophreniediagnose wird dadurch erschwert, daß die oben genannten Symptome nicht alle gleichzeitig vorhanden sein müssen, manche von Ihnen auch nicht schizophreniespezifisch sind. Darüber hinaus muß ausgeschlossen werden, daß diese Symptome durch andere Erkrankungen (z. B. Drogenabusus, organische Hirnkrankheiten, Pharmaka etc.) hervorgerufen werden. Intelligenz, Orientierung und Gedächtnis sind in der Regel bei schizophrenen Patienten nicht gestört.

Außer durch den oben beschriebenen psychopathologischen Querschnittbefund kann die Diagnose einer Schizophrenie zusätzlich durch den Längsschnittverlauf gesichert werden. Die Krankheit beginnt meist im frühen Erwachsenenalter, häufig zeigt der Lebenslauf einen ,,Leistungsknick" mit abnehmender Fähigkeit zur sozialen Anpassung und beruflichen Leistung. Wenn in der Familie des Betroffenen weitere Schizophreniefälle aufgetreten sind, kann dies ebenfalls die Diagnose weiter absichern.

Die Diagnose einer schizophrenen Psychose ist aber nicht nur aus den genannten Gründen oft sehr schwierig, sondern sie ist auch eine sehr verantwortungsvolle Aufgabe: zum einen deshalb, weil trotz aller Fortschritte der modernen Psychiatrie die Schizophrenie nach wie vor zu den schwersten psychiatrischen Erkrankungen gehört und diese Diagnose für den betroffenen Patienten und seine Angehörigen immer gravierende Auswirkungen auf die gesamte Lebensplanung hat. Verantwortungsvoll aber auch deshalb, weil das Übersehen oder zu späte Diagnostizieren einer schiophrenen Psychose in der Regel mit einer massiven Verschlechterung der Behandlungschancen und der Gesamtprognose verbunden ist.

Angesichts der geschilderten Schwierigkeiten und Konsequenzen bei der Schizophreniediagnose ist es nicht verwunderlich, daß von vielen Seiten gefordert wird, daß die definitive Erstdiagnose einer schizophrenen Psychose und die daraus resultierende Entscheidung für eine spezifische Langzeitbehandlung nur von einem Arzt getroffen werden sollte, der ausreichende Erfahrung mit endogenen Psychosen hat.

Was sind Wahnideen?

Obwohl typische schizophrene Wahnideen wie z. B. der fast sprichwörtliche Verfolgungswahn häufig bereits von Laien (z. B. Familienangehörigen) erkannt werden und zur Behandlung des Betroffenen führen, ist die Definition eines Wahns bzw. seine differentialdiagnostische Abgrezung gegen „normale Skurrilität" gar nicht so einfach. Beziehungsideen zum Beispiel (bei denen der Betroffene Ereignisse in seiner Umwelt, die in Wirklichkeit nichts mit ihm zu tun haben, auf sich bezieht) gibt es durchaus auch bei Gesunden. So kann z. B. ein psychisch gesunder Ladendieb, der die Taschen voller Diebesgut hat, vorübergehend das Gefühl haben, jeder sehe ihm seinen Diebstahl an, beobachte oder verfolge ihn. Im Unterschied zum Patienten mit einem Beziehungswahn wird dieser Ladendieb allerdings seine Überzeugung, beobachtet worden zu sein, rasch ändern, wenn er unbehelligt die Kasse passieren konnte.

Im Gegensatz dazu *sind Wahnideen durch die Realität oder durch logische Argumentation nicht widerlegbar oder korrigierbar*. Es besteht eine unerschütterliche subjektive Wahngewißheit. Versuche, den Wahnkranken durch Argumentation oder Gegenbeweise von der Unhaltbarkeit oder Krankhaftigkeit seiner Position zu überzeugen, sind deshalb von vornherein zum Scheitern verurteilt und führen eher zu einer weiteren Isolierung des Patienten.

Häufig entstehen Wahnideen als Folge von Halluzinationen, die sie im Sinne eines Erklärungswahns für den Patienten verständlicher machen, d. h. erklären. Obwohl Wahnideen im Rahmen schizophrener Psychosen häufig vorhanden sind, sind sie weder obligat noch spezifisch für Schizophrenie.

Fast alle Wahnideen können auch im Rahmen organischer Psychosen vorkommen, depressive oder manische Wahnideen auch bei affektiven Psychosen.

Welche unterschiedlichen Wahnideen gibt es?

Beziehungswahn

Der Kranke ist unkorrigierbar davon überzeugt, daß sich Ereignisse aus seiner Umwelt, die in Wirklichkeit nichts mit ihm zu tun haben, auf ihn beziehen. Diesbezüglich besteht eine unerschütterliche subjektive Wahngewißheit. Rationale Gegenargumente können ihn nicht überzeugen. Beziehungsideen sind die häufigsten schizophrenen Wahnideen und bilden oft die Grundlage für andere Wahnformen (z. B. Verfolgungswahn, Liebeswahn etc.). Beispiel: Belanglose Gesten von Passanten, das Hupen eines vorbeifahrenden Autos oder das Augenzwinkern eines Nachrichtensprechers im Fernsehen bezieht der Patient auf sich und hat das Gefühl, man wolle ihm damit etwas sagen.

Verfolgungswahn

Der Patient hat das Gefühl, daß man ihm nachspioniere, ihn bedrohe, nach seinem Leben trachte etc. und interpretiert unbedeutende Einzelheiten (z. B. Blicke oder hinterherfahrende Autos etc.) in diesem Sinne.

Eifersuchtswahn

Wahnhafte Überzeugung, vom Partner betrogen und hintergangen zu werden. Ist gelegentlich schwer von „normaler" Eifersucht abzugrenzen. Ausschlaggebend für die Annahme eines Eifersuchtswahns ist die Art der Begründung, die meist sehr skurile Formen annimmt und die Wahngewißheit aus objektiv völlig belanglosen „Indizien" bezieht. Kommt auch häufig bei organischen Psychosen und bei Alkoholismus vor.

Liebeswahn

Wahnhafte, völlig unbegründete Gewißheit, von einer anderen Person geliebt zu werden. Auch hier gelegentlich Abgrenzungsschwierigkeiten zur „normalen" Verliebtheit. Entscheidend auch hier die unkorrigierbare, völlig abwegige Beweisführung, mit einer Überinterpretation von Details, die für den Gesunden völlig nebensächlich wären. Der – häufiger *die* – Betroffene ist durch nichts in dieser Gewißheit zu erschüttern – auch nicht durch eindeutige gegenteilige Aussagen des „Liebesobjekts".

Größenwahn

Unbegründete und unkorrigierbare Überschätzung der eigenen Bedeutung, Macht oder Fähigkeiten. Häufig auch zusammen mit religiösen Wahnideen („persönlichen Erlöserauftrag von Gott erhalten, selbst gottähnlich etc.").

Hypochondrische Wahnideen

(unkorrigierbare und unbegründete Überzeugung, schwer krank zu sein), *Verarmungswahn* und *Schuldwahn* („gegen Gott oder die Familie schwer versündigt, gegen Gesetze verstoßen etc.") sind typisch für wahnhafte Depressionen, können aber auch bei schizophrenen Psychosen vorkommen.

Was sind Halluzinationen?

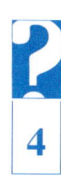

Halluzinationen oder Sinnestäuschungen sind „Wahrnehmungen", die gemacht werden, ohne daß ein entsprechender (normalerweise diese Wahrnehmung auslösender) Sinnesreiz vorliegt. So kann der schizophrene Patient z. B. eine Stimme hören und deren Befehle befolgen bzw. sich mit dieser Stimme unterhalten, ohne daß weit und breit irgendeine akustische Quelle dieser Stimme (sei es ein Mensch oder ein Lautsprecher etc.) vorhanden wäre. Der halluzinierende Patient ist von der Realität dessen, was er erlebt (hört, fühlt, riecht etc.) unkorrigierbar überzeugt und läßt sich in der Regel auch durch noch so rationale Gegenbeweise nicht davon abbringen.

Schizophrene Patienten leiden häufig unter *akustischen Halluzinationen* (z.B. kommentierende Stimmen, die seine Handlungen kommentierend begleiten, oder imperative Stimmen, die ihm Befehle erteilen), oft auch unter *Körperhalluzinationen* (zönasthetische Halluzinationen), bei denen sich der Patient „elektrisiert, bestrahlt, mit Nadeln gestochen etc." fühlt. Etwas seltener sind *Geruchs-* und *Geschmackshalluzinationen* (meist einhergehend mit einem Vergiftungswahn) und sehr selten *optische Halluzinationen* (die typisch für organische Psychosen, z.B. Delirien sind).

Halluzinationen und Wahn sind oft eng miteinander verbunden, z. T. auf die Weise, daß der Patient zuerst halluziniert und dann zur Erklärung dieser für ihn völlig realen „Wahrnehmungen" einen Erklärungswahn bildet (z. B. zuerst eine Geschmackshalluzination hat und sich diesen ungewöhnlichen Geschmack dann mit Vergiftungsideen erklärt).

Von den echten Halluzinationen müssen *Pseudohalluzinationen* (meist hypnagoge Sinnestäuschungen, deren Realität vom Patienten eher angezweifelt wird) und *Illusionen* (Fehlinterpretation von *tatsächlichen* Sinneseindrücken) unterschieden werden. Auch darf die „*innere Stimme*" gesunder Menschen (im Sinne von „Stimme des Gewissens" etc.) nicht mit der typischerweise von außen kommenden halluzinierten Stimme des schizophrenen Patienten verwechselt werden.

Cave!

Das Verhalten schizophrener Patienten, die unter imperativen Stimmen leiden, ist immer in gewissem Sinne unberechenbar. Wenn diese Patienten von ihrer Stimme zu selbst- oder fremdgefährlichen Handlungen aufgefordert werden, können sie diesen Befehlen häufig nicht widerstehen und begehen Handlungen, die ihnen sonst völlig persönlichkeitsfremd wären (z. B. Tötung des eigenen Kindes, Suizid etc.).

Was sind schizophrene Denkstörungen?

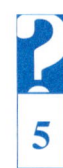

Während die spektakuläreren aber unspezifischen Wahnideen oder Halluzinationen häufig mit Schizophrenie in Verbindung gebracht werden, sind schizophrene Denkstörungen (die zumindest im fortgeschritteneren Stadium immer vorhanden sind) weit weniger bekannt. Eine typische schizophrene Denkstörung ist die *Zerfahrenheit,* bei der das Denken (und damit auch das Sprechen) mehr oder weniger den bei Gesunden üblichen Zusammenhang verliert. Dies kann soweit gehen, daß einzelne Sätze, Satzteile oder nur Wortbruchstücke im Sinne eines ,,Wortsalats" scheinbar völlig zusammenhanglos durcheinander gemischt werden. Andere typische schizophrene Denkstörungen sind das *Gedankenabreißen* (plötzlicher Abbruch des Gedankengangs ohne erkennbaren Grund), häufig verbunden mit dem Gefühl des ,,Gedankenentzugs". Beim *Gedankendrängen* fühlt sich der Patient von übermäßig vielen, z. T. sinnlosen oder nebensächlichen Gedanken überflutet. Gelegentlich kommt es im Rahmen einer Schizophrenie auch zu regelrechten Wortneubildungen, den sog. *Neologismen.*

Was sind schizophrene Affektstörungen?

6

Obwohl die Affektstörungen zu den schizophrenen Grund-symptomen gehören, die fast immer vorhanden sind, werden sie wegen ihrer Vielgestaltigkeit häufig nicht sofort als schizophrenes Symptom erkannt. Die Patienten wirken im Affekt oft inadäquat, unnatürlich, gelegentlich ohne erkennbaren äußeren Anlaß gereizt. Typisch ist auch der Verlust der affektiven Modulationsfähigkeit, bei der der Kranke seinen Affekt wechselnden Themen nicht anpassen kann. Gelegentlich kommt es auch zur Parathymie oder Paramimie, bei der z. B. mit Lachen auf eine traurige Mitteilung reagiert wird oder umgekehrt. Chronisch schizophrene Patienten nach einem längeren Krankheitsverlauf wirken oft affektiv gleichgültig, antriebsarm, ,,ausgebrannt" oder ,,versandet" (,,Minussymptomatik").

Was sind schizophrene Ich-Störungen?

7

Bei dieser auch zu den schizophrenen Grundsymptomen ge-
hörenden Störung hat der Patient das Gefühl, daß ihm seine
Umwelt und auch er sich selbst fremd geworden ist. Die Ab-
grenzung seines Ichs gegenüber anderen Personen kann sich
verwischen, das gesunde Einheitserleben geht verloren, der
Patient kommt sich selbst unwirklich, verändert, unheimlich
vor *(Depersonalisation)*. Häufig klagt der Patient auch über
das Gefühl der *Gedankenausbreitung* (,,meine Gedanken gehören mir nicht mehr allein, andere wissen, was ich denke
etc.''), des *Gedankenentzugs* oder der *Gedankeneingebung*
(,,Gedanken werden von außen gemacht, gesteuert etc.'').

Welche Untergruppen der Schizophrenie unterscheidet man?

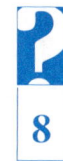

Der psychopathologische Querschnittbefund wie auch der Verlauf schizophrener Psychosen kann sehr unterschiedlich sein. Aus therapeutischen und auch aus prognostischen Gründen hat es sich bewährt, die schizophrenen Psychosen in folgende Untergruppen einzuteilen (Gruppencharakterisierung in Anlehnung an das Klassifikationssystem der WHO, ICD-10, dessen Kodierungsnummern jeweils in Klammer angegeben werden; vgl. Dilling et al. 1991).

Paranoide Schizophrenie (F 20. 0)

Die mit Abstand häufigste Schizophrenieform. Im Vordergrund stehen Wahnvorstellungen und akustische Halluzinationen („produktive Symptome, Plussymptomatik"). Denkstörungen können im akuten Zustand deutlich sein, stehen aber ebenso wie die Affektstörungen meist nicht im Vordergrund. Verlauf phasisch oder chronisch, Krankheitsbeginn in der Regel später als z. B. bei den hebephrenen oder katatonen Formen.

Hebephrene Schizophrenie (F 20. 1)

Im Vordergrund stehen hier affektive Veränderungen im Sinne eines flachen, läppischen Affekts sowie ungeordnetes, zerfahrenes Denken. Diese Schizophrenieform beginnt meist zwischen dem 15. und 25. Lebensjahr und hat wegen der schnellen Entwicklung der Minussymptomatik eine eher schlechte Prognose.

Katatone Schizophrenie (F 20. 2)

Hier stehen psychomotorische Symptome wie motorische Erregungszustände, Stupor, motorische Stereotypien und Katalepsie (Beibehaltung einer starren Haltung) im Vordergrund. Für die definitive Diagnose einer Katatonie müssen jedoch auch die anderen diagnostischen Kriterien für eine Schizophrenie erfüllt sein, da katatone Syndrome auch bei organischen Gehirnerkrankungen vorkommen können. Vor allen Dingen die perniziöse Katatonie (zusätzlich Fieber, Kreislaufstörungen) muß rasch und effizient behandelt werden (stationäre Behandlung mit hochpotenten Neuroleptika, evtl. Elektrokrampfbehandlung), da sonst Gefahr für das Leben des Patienten besteht (Letalität vor Einführung der Neuroleptika: 10%). Bei rascher und wirksamer Behandlung hat diese Schizophrenieform andererseits – wie alle akut beginnenden Schizophrenieformen – eine eher günstige Prognose.

Undifferenzierte Schizophrenie (F 20. 3)

Diagnostische Restgruppe für Patienten, die die allgemeinen Kriterien einer Schizophrenie erfüllen, ohne sich einer der 3 vorhergehenden Gruppen zuordnen zu lassen.

Schizophrenes Residuum (F 20. 5)

Chronisches Stadium der Schizophrenie mit überwiegend „negativen" schizophrenen Symptomen wie psychomotorischer Verlangsamung, Antriebsmangel, Affektverflachung, sozialer Isolation etc. („Minussymptomatik").

Therapie
Akutbehandlung

Was ist bei der Erstbehandlung einer schizophrenen Psychose zu beachten?

Wenn die Diagnose Schizophrenie gesichert ist, sollte eine spezifische Behandlung möglichst unverzüglich beginnen. Ohne Behandlung auf eine Spontanremission zu warten, ist nicht ratsam, da

1. der Verlauf dieser Erkrankung immer unberechenbar bleibt und

2. die Gesamtprognose der Erkrankung um so schlechter wird, je später mit einer spezifischen neuroleptischen Behandlung begonnen wird.

Zu Beginn der Behandlung muß entschieden werden, ob diese ambulant durchgeführt werden kann oder ob eine stationäre Einweisung (evtl. auch gegen den Willen des Patienten, s. Frage 17) erforderlich ist. Gründe für eine stationäre Einweisung können Suizidalität oder Fremdgefährlichkeit (z. B. der wahnhafte Wunsch nach ,,Ausschaltung der Verfolger") sein. Häufig wird man dem Patienten eine stationäre Aufnahme auch mit der Absicht vorschlagen, dadurch eine im Moment anders nicht lösbare häusliche Konfliktsituation zu entspannen oder ihm negative soziale Konsequenzen zu ersparen, die sein psychotisches Verhalten nach sich ziehen könnte. Ebenso sollte der Patient ins Krankenhaus eingewiesen werden, wenn bei früheren Behandlungen gravierende Nebenwirkungen (z. B. Delirien, Kollapszustände oder schwere Frühdyskinesien etc.) aufgetreten sind.

Das Mittel der Wahl für die spezifische Therapie schizophrener Psychosen ist eine Behandlung mit Neuroleptika. Die alle anderen Behandlungsmethoden deutlich überlegene antipsychotische Wirksamkeit der Neuroleptika konnte in zahlreichen placebokontrollierten Studien eindeutig nachgewiesen werden (Davis 1980). Daneben haben sich stützende psychotherapeutische und soziotherapeutische Maßnahmen bewährt, die allerdings eine neuroleptische Behandlung nicht ersetzen, sondern nur ergänzen können.

Wenn keine Kontraindikationen gegen eine Behandlung mit Neuroleptika vorliegen, wird man bei der Erstbehandlung einer akuten schizophrenen Psychose in der Regel zuerst ein hochpotentes Neuroleptikum (z. B. ca. *15 mg Fluanxol bzw. ca. 10 mg Haloperidol täglich*) verordnen, bei Erregungszuständen, Unruhe und Schlafstörungen evtl. zusätzlich Levomepromazin *(Neurocil)* in Einzeldosen von 20-50 mg, je nach Alter und Blutdrucklage, bis die gewünschte Sedierung eintritt. Dabei ist besonders auf extrypyramidalmotorische, sedierende und blutdrucksenkende *Nebenwirkungen* zu achten sowie auf Einschränkungen bezüglich der Fahrtüchtigkeit. Beim Auftreten von neuroleptikabedingten Frühdyskinesien (z. B. Blickkrämpfe, Zungen-Schlund-Krämpfe, Tortikollis) sowie beim neuroleptischen Parkinsonoid hilft die Gabe von Biperiden (Akineton), das bei akuten Frühdyskinesien auch intravenös gegeben werden kann.

Welches Neuroleptikum solte man verordnen?

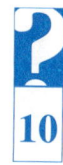

Obwohl die verschiedenen im Handel befindlichen Neuroleptika z. T. recht unterschiedliche Affinitäten zu den verschiedenen Rezeptoren haben, unterscheiden sie sich bezüglich ihrer globalen antipsychotischen Wirksamkeit nicht nennenswert – zumindest dann nicht, wenn man äquivalente Dosierungen miteinander vergleicht. Die klassischen Neuroleptika haben dabei den Vorteil, daß ihre Wirksamkeit besser belegt ist, da sie noch in placebokontrollierten Studien nachgewiesen werden konnte. Die neueren, in den letzten Jahren zugelassenen Neuroleptika wurden dagegen kaum mehr gegen Placebo, sondern nur noch im Vergleich zu klassischen Neuroleptika geprüft.

Nachdem also globale Wirksamkeitsunterschiede zwischen den einzelnen Präparaten nicht nachgewiesen wurden, hängt die Auswahl eines Neuroleptikums in der Regel von der Antwort auf folgende Fragen ab:

1. Mit welchem Präparat hat der Patient früher bereits gute Erfahrungen bezüglich Wirksamkeit und Nebenwirkungen gemacht?

2. Welches (Neben)wirkungsprofil ist für den individuellen Patienten optimal?

Ad 1:

Wenn der Patient in der Vorgeschichte gut auf eine bestimmte Substanzgruppe angesprochen hat, kommen diese Neuroleptika als Mittel der ersten Wahl in Frage und umgekehrt sollte bei früherer Nonresponse jetzt eher eine andere Substanzgruppe versucht werden. Ähnliches gilt für die Nebenwirkungen: Wenn ein Patient früher auf bestimmte Neuroleptika mit schweren Nebenwirkungen reagiert hat, ist es besser, beim nächsten Schub von vornherein ein anderes Neuroleptikum zu versuchen.

Ad 2:

Hierbei geht es hauptsächlich um die Frage, ob ein sedierendes (z. B. Levomepromazin/Neurocil, Chlorprotixen/Truxal oder Perazin/Taxilan) Neuroleptikum gewünscht wird oder nicht (z. B. Flupentixol/Fluanxol oder Haloperidol/Haldol). Früher beobachtete intolerable extrapyramidalmotorische Nebenwirkungen können Veranlassung sein, jetzt ein Neuroleptikum ohne dieses Risiko auszuwählen (z. B. Clozapin/Leponex; cave dabei aber Agranulozytoserisiko!). Eine Zusammenstellung der – empirisch allerdings nicht immer ausreichend belegten – (Neben)wirkungsprofile der wichtigsten Neuroleptika findet sich in Tabelle 1.

Tabelle 1. Wirkungsprofile der (Depot)neuroleptika. (Modifiziert nach Sieberns 1986 und Tegeler 1987)

Gut wirksam ● oder besonders gut wirksam ●● bei:	Fluphenazin decanoat	Flupentixol-decanoat (Fluanxol Depot)	Perphenazinönanthat (Decentan Depot)	Clopenthixol-decanoat (Ciatyl Depot)	Haloperidol-decanoat	Fluspirilen (Imap)
Angst			●	●		
Emotionale Zurückgezogenheit		●●			●	●
Zerfall des Denkprozesses	●					
Schuldgefühle	●	●			●	
Gespanntheit	●		●	●		
Maniertheit	●					
Größenerleben	●●		●	●	●	
Depression		●				●
Feindseligkeit	●		●	●●		
Mißtrauen	●		●	●●	●	
Halluzinationen	●●	●			●	●
Antriebsminderung		●●				●
Mangelnde Kooperation	●			●	●	●
Ungewöhnliche Denkinhalte	●	●			●	
Affektive Abstumpfung und Verflachung	●	●●			●	●●

Wann sind Neuroleptika kontraindiziert?

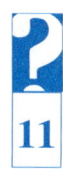

Absolute Kontraindikationen für eine Behandlung mit Neuroleptika sind sehr selten (z. B. akute Intoxikationen, lebensgefährliche Agranulozytosen, vorbekanntes malignes neuroleptisches Syndrom). Bei den meisten der in Tabelle 2 aufgeführten (relativen) Kontraindikationen müssen die möglichen Nebenwirkungen gegen die Notwendigkeit einer neuroleptischen Medikation abgewogen werden.

Tabelle 2. Relative Kontraindikationen von Neuroleptika

Glaukom Prostatahypertrophie gastrointestinale Stenosen hirnorganische Vorschädigungen	Besonders bei anticholinerg wirksamen Neuroleptika (z. B. Clozapin/Leponex, Thioridazin/Melleril)
Hypotonie Herzrhythmusstörungen	Besonders bei niederpotenten N. (z. B. Clozapin, Thioridazin)
Leukopenie	Besonders bei trizyklischen N. (z. B. Clozapin, Thioridazin)
Morbus Parkinson	Besonders bei Butyrophenonen
Epilepsie, schwere Leber- und Nierenfunktionsstörungen Prolaktinabhängige Tumoren Phäochromozytom Chronische Atembeschwerden Schwangerschaft	

Welche Nebenwirkungen sind bei einer Behandlung mit Neuroleptika zu erwarten?

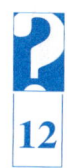

Die unerwünschten Begleitwirkungen der Neuroleptika lassen sich aus den Interaktionen dieser Substanzen mit den Rezeptoren der verschiedenen Neurotransmittersysteme ableiten.

Tabelle 3. Unerwünschte Begleitwirkungen der Neuroleptika

Häufigkeit (%)	Gegenmaßnahmen
Extrapyramidal-motorische Symptome	
Frühdyskinesien (5%) - z.B. Krämpfe der Augen-, Zungen- oder Schlundmuskulatur, Tortikollis	1 Amp. Akineton i.v.
Neuroleptisches Parkinsonoid (30%)	Dosisreduktion? 2 mal 1Drg. Akineton/Tag
Akathisie (Sitzunruhe, 20%)	Dosisreduktion? Akineton, Präparatewechsel
Spätdyskinesien (bei Langzeitbehandlung: 15-20%)	Absetzen?
Kardiovaskuläre Störungen	
Hypotone Blutdruckregulationsstörungen (5-20%)	Kreislauftraining, Dihydergot
Tachykardie, Erregungsleitungsstörungen (selten)	

Häufigkeit (%)	Gegenmaßnahmen

Vegetative Symptome

Mundtrockenheit, Akkomodationsstörungen, Obstipation, Miktionsstörungen, Erhöhung des Augeninnendrucks	Umstellung auf höher potente Neuroleptika (z. B. Fluanxol, Haldol)

Blutbildveränderungen

Leukopenie, Agranulozytose (sehr selten)	Absetzen, Blutbildkontrollen

Zentralnervöse Störungen

Delirien (bei anticholinerg wirksamen Substanzen: 1%),	Umstellen auf Haldol, Fluanxol
zerebrale Krampfanfälle (selten)	Abrupte Dosis-änderungen vermeiden

Dermatologische Störungen

Hautallergien (5%) Fotosensibilisierung	Sonnenschutz

Leberfunktionsstörungen

Transaminasenerhöhung (5-20%), Cholestase

Endokrine Störungen

Galaktorrhoe, Menstruationsstörungen, sexuelle Störungen, Gewichtszunahme (15%)

Ophtalmologische Störungen

Linsen- und Hornhauttrübungen, Pigmenteinlagerung in der Retina

Wie dosiert man Neuroleptika?

13

Die Dosierung der Neuroleptika wird zum einen durch die Nebenwirkungen beeinflußt, zum andern hängt sie davon ab, ob die Neuroleptika zur Akutbehandlung, zur symptomsuppressiven Langzeitbehandlung oder zur Rezidivprophylaxe eingesetzt werden.

Von *Akutbehandlung* spricht man, wenn neu aufgetretene oder exazerbierte psychotische Symptome behandelt werden müssen. Bei de*r (erfolgreichen) symptomsuppressiven Langzeitbehandlung* sind im psychopathologischen Querschnittbefund keine nennenswerten Symptome mehr feststellbar. Die Krankheit ist aber sozusagen im Untergrund noch aktiv, und die psychotischen Symptome tauchen in der Regel rasch wieder auf, wenn die Dosis zu weit reduziert oder die Neuroleptika ganz abgesetzt werden. Bei der *neuroleptischen Rezidivprophylaxe* im engeren Sinne ist die Erkrankung im Moment vollständig abgeklungen, was auch dadurch zum Ausdruck kommt, daß beim Absetzen der Neuroleptika nicht sofort wieder psychotische Symptome auftauchen. Bei der rezidivprophylaktischen Behandlung dienen die Neuroleptika also nicht der aktuellen Symptomsuppression, sondern der längerfristigen Verhütung eines Rückfalls.

Die Dosierung bei der Akutbehandlung sollte so hoch gewählt werden, daß eine möglichst rasche und durchgreifende Besserung der psychotischen Symptome erreicht wird. Die erforderliche Dosis und auch die dazugehörigen Plasmaspiegel können interindividuell stark variieren. Aus kontrollierten Dosisvergleichsstudien (Baldessarini 1990) geht hervor, daß für die initiale Akutbehandlung schizophrener Psychosen eine mittlere Dosis (ca. 10-15 mg Haloperidol/Haldol bzw. 15-20 mg Flupentixol/Fluanxol täglich) ausreicht und höhere Dosen im Mittelwert keine zusätzliche Besserung bringen. Wenn aus der Vorgeschichte keine gegenteiligen Erfahrungen vorliegen und wenn dies von seiten der Nebenwirkungen her möglich ist, sollte die Akutbehandlung in der Regel in diesem mittleren Dosierbereich ca. 2-3 Wochen lang durchgeführt werden. Bei akut erregten schizophrenen Patienten muß evtl. zusätzlich ein niederpotentes, sedierendes Neuroleptikum dazugegeben werden. Wenn nach 2-3 Wochen keine deutliche Besserung festzustellen ist, kann für weitere 1-2 Wochen die Dosis um 50-100% erhöht oder ein parenteraler Behandlungsversuch unternommen werden. Danach sollte auf ein Neuroleptikum aus einer anderen Substanzgruppe umgesetzt werden.

Nach Abklingen der akuten produktiven Symptome sollte die Dosis noch einige Wochen weitgehend unverändert beibehalten werden (Stabilisierungsphase). Danach kann oft vorsichtig bis auf ein Niveau reduziert werden, bei dem dann auf die Depotform umgestellt werden kann (z. B. bei 8 mg Fluanxol oder 5 mg Haldol täglich). Zur Dosierung bei der Rezidivprophylaxe s. Frage 24.

Was tun bei anfänglicher Therapieresistenz?

Bevor man einer Behandlung wegen unzureichender Wirkung ändert, muß man sich klarmachen, daß Neuroleptika 2 verschiedene Wirkungskomponenten haben:

1. Rasch (meist innerhalb von Stunden) eintretende, *unspezifische* (Neben)wirkungen und

2. eine meist erst mit einer Latenz von einigen Tagen bis Wochen eintretende, *spezifische* antipsychotische Wirkung.

Ad 1.

Wenn die Behandlung bezüglich ihrer unspezifischen (Neben)wirkungen unzureichend ist (d. h. z. B. wenn die Sedierung nicht ausreicht oder der Blutdruck zu weit absinkt), dann kann und muß *sofort* – z. B. durch eine Dosisänderung, eine Zusatzmedikation oder einen Präparatewechsel – reagiert werden.

Ad 2.

Bezüglich der spezifisch antipsychotischen Wirkung gelten dagegen andere Überlegungen. Diese Wirkung, d. h. der Rückgang der Wahnideen, Halluzinationen und Denkstörungen, tritt in der Regel erst nach mehreren Tagen, oft sogar erst nach 2-3 Wochen ein. Ein Wechsel des Neuroleptikums wegen unzureichender antipsychotischer Wirkung ist deshalb erst nach 2-4 Wochen sinnvoll. Vor dem Umsetzen auf ein anderes Neuroleptikum sollte nochmals kritisch überprüft werden, ob der Patient die verordnete Medikation auch wirklich eingenommen hat (die Noncompliancerate unter ambulanten Behandlungsbedingungen beträgt ca. 50% !). Eventuell ist vor dem Umsetzen auch an eine Dosiserhöhung bzw. einen parenteralen Behandlungsversuch zu denken. Aus prinzipiellen Überlegungen sollte bei Nonresponse auf ein Neuroleptikum mit einem andersartigen neurobiochemischen Wirkungsprofil umgestellt werden.

Praktisches Beispiel.

Erster Behandlungsversuch mit 15 mg Fluanxol täglich, bei Nonresponse nach 2 Wochen Dosissteigerung auf 25 mg Fluanxol. Bei anhaltender Nonresponse sollte nach weiteren 1-2 Wochen zum Beispiel auf 10 mg Haloperidol täglich umgestellt werden.

Tabelle 4. Umstellung von oralen Neuroleptika auf die Depotform: Berechnung der Depotäquivalenzdosis

---

Äquivalente Dosis der 1. Depotinjektion =
  orale Tagesdosis (mg) *mal Umrechnungsfaktor*

---

d.h.
*Flupentixol*decanoatdosis für 2 Wochen = orale Tagesdosis (mg) *mal 3*
(Beispiel: Umstellung von 10 mg Fluanxol oral
auf 30 mg Fluanxol Depot/alle 2 Wochen)

---

oder
*Fluphenazin*decanoatdosis für 2 Wochen = orale Tagesdosis (mg) *mal 3*
(Beispiel: Umstellung von 10 mg Dapotum oral
auf 30 mg Dapotum D/alle 2 Wochen)

---

oder
*Haloperidol*decanoatdosis für 4 Wochen =orale Tagesdosis (mg) *mal 15*
(Beispiel: Umstellung von 5 mg Haldol oral
auf 75 mg Haldoldecanoat/alle 4 Wochen)

Wie sieht die weitere Behandlung nach Abklingen der Akutsymptomatik aus? Wann und wie wird auf Depotneuroleptika umgestellt?

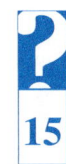

Wenn unter einer meist oral applizierten und höher dosierten Medikation (z. B. 15 mg Fluanxol bzw. 10 mg Haloperidol täglich) die akute produktiv-schizophrene Symptomatik weitgehend abgeklungen ist, sollte die Neuroleptikadosis noch für einige Wochen im Sinne einer Stabilisationsbehandlung nahezu unverändert beibehalten werden. Danach kann bei dafür geeigneten Patienten (je nach Erfahrungen in der Vorgeschichte) ein langsamer und vorsichtiger Dosisreduktionsversuch unternommen werden. Wenn in dieser Zeit keine Verschlechterung des psychopathologischen Befundes eintritt, kann der Patient – falls eine Prophylaxe bei ihm indiziert ist – auf ein Depotneuroleptikum umgestellt werden. In der Regel erfolgt diese Umstellung nach Erreichen eines mittleren bis niederen Dosisniveaus (z. B. 8 mg Fluanxol oder 5 mg Haloperidol täglich). Die Dosis der ersten Depotinjektion wird durch Multiplikation der letzten oralen Tagesdosis mit einem *Umrechnungsfaktor* ermittelt, der für verschiedene Depotpräparate anhand von Plasmaspiegeluntersuchungen ermittelt wurde (Tabelle 4). Die orale Medikation wird in der Regel direkt oder wenige Tage nach der ersten Depotinjektion abgesetzt.

Können die Neuroleptika nach Abklingen der psychotischen Symptome wieder abgesetzt werden?

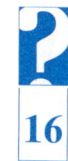

Bei der Schizophrenie handelt es sich um eine chronisch rezidivierende Erkrankung. Wenn die Neuroleptika nach Abklingen der produktiv-psychotischen Symptome rasch wieder abgesetzt werden, kommt es bei ca. 75% der Patienten bereits im ersten Jahr danach zu einem erneuten Rezidiv (Kissling 1991). Ein günstiger Verlauf mit einer einmaligen schizophrenen Episode und danach anhaltender Vollremission wird leider nur bei ca. 10% der Patienten beobachtet.

Angesichts dieser hohen Rezidivrate und in Anbetracht der meist schweren sozialen Konsequenzen einer schizophrenen Erkrankung ist es dringend erforderlich, auch nach Abklingen der produktiv-psychotischen Symptome eine rezidivprophylaktische Behandlung mit Neuroleptika durchzuführen.

Die Behandlungsrichtlinien der Konsensuskonferenz von Brügge empfehlen, diese *neuroleptische Rezidivprophylaxe prinzipiell bei allen schizophrenen Patienten durchzuführen.* Ausgenommen sind lediglich die Patienten, bei denen die Nebenwirkungen einer neuroleptischen Behandlung gravierender sind als die möglichen Folgen eines schizophrenen Rezidivs, Patienten nach einer extrem kurzen, milden und nur wenige Tage dauernden ersten schizophrenen Episode sowie Patienten, bei denen die Schizophreniediagnose nicht eindeutig gestellt werden kann. Leider ist es nach dem derzeitigen Wissensstand nicht möglich, die wenigen Patienten (ca. 10%) im voraus zu identifizieren, die auch ohne Neuroleptika keinen Rückfall erleiden würden.

Da die Erstdiagnose eine Schizophrenie häufig schwierig zu stellen ist und die Entscheidung für eine mehrjährige

neuroleptische Rezidivprophylaxe immer eine einschnei-
dende ist, sollte die Indikationsstellung für die neuroleptische Rezidivprophylaxe nur von einem Arzt vorgenommen
werden, der Erfahrung hiermit hat.

Können die Neuroleptika wieder abgesetzt werden?

Was ist zu tun, wenn ein Patient nicht krankheitseinsichtig und nicht behandlungswillig ist?

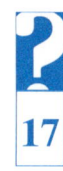

Während bei Erkrankungen in anderen medizinischen Fachgebieten normalerweise der kranke Patient hilfesuchend von sich aus einen Arzt konsultiert und in aller Regel krankheitseinsichtig und behandlungswillig ist, ist dies bei psychiatrischen Erkrankungen und insbesondere bei schizophrenen Psychosen nicht immer der Fall. Aus der weiter oben gegebenen Beschreibung der Wahnideen geht bereits hervor, daß der schizophrene Patient häufig das Krankhafte seines Zustandes nicht sehen kann und demzufolge primär oft auch nicht behandlungswillig ist. Trotzdem gelingt es in aller Regel durch geduldige, manchmal auch eher direktive Gespräche, den Patienten von der Notwendigkeit einer Behandlung zu überzeugen. Die Einbeziehung von Familienangehörigen kann bei dieser Überzeugungsarbeit oft hilfreich sein.

Dennoch gibt es immer wieder Patienten, die während ihrer akuten Psychose völlig krankheitsuneinsichtig sind und die dringend erforderliche Behandlung kategorisch ablehnen. Für solche Fälle, in denen im Interesse des Patienten eine Behandlung auch gegen seinen Willen durchgesetzt werden muß, hat der Gesetzgeber im sog. *Betreuungsrecht* das weitere Vorgehen detailliert geregelt (Jürgens et al. 1992). Beim Vorliegen einer psychischen Krankheit, bei der die Gefahr einer erheblichen Selbst- oder Fremdgefährdung besteht, kann vom *Vormundschaftsgericht* eine Behandlung gegen den Willen des Patienten genehmigt werden. Das Vorgehen in sehr dringenden und eiligen Fällen ist je nach Bundesland durch ein eigenes Landesgesetz geregelt, meist unter dem Begriff „Unterbringung" oder „Verwahrung". Wenn die entsprechenden Voraussetzungen gegeben sind, kann bei ,,Gefahr im Verzug" die Genehmigung des *Vormundschaftsgerichts* auch unverzüglich nach Einleitung der notwendigen Maßnahmen eingeholt werden.

Was ist zu tun, wenn ein Patient nicht behandlungswillig ist?

Prophylaxe

Wie lange sollte prophylaktisch behandelt werden?

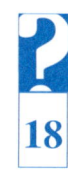

Leider ist es nach dem derzeitigen Wissensstand nicht möglich, Ausmaß und Dauer des individuellen Rückfallrisikos zuverlässig abzuschätzen. Empfehlungen über die Mindestdauer einer neuroleptischen Rezidivprophylaxe müssen sich deshalb am durchschnittlichen Rückfallrisiko der jeweiligen Patientengruppe (ersterkrankte oder mehrfacherkrankte schizophrene Patienten) orientieren.

Aus den placebokontrollierten Rezidivprophylaxestudien geht hervor, daß 60% der Ersterkrankten bereits im ersten Jahr wieder ein Rezidiv erleiden, wenn sie keine neuroleptische Prophylaxe durchführen. Innerhalb von 2-3 Jahren steigt die Rezidivrate auf Werte bis zu 90% (Kissling 1991). Angesichts dieser Zahlen empfiehlt die internationale Konsensuskonferenz von Brügge für *schizophrene Ersterkrankte eine neuroleptische Rezidivprophylaxe für mindestens 1-2 Jahre.*

Placebokontrollierte Studien mit mehrfach erkrankten schizophrenen Patienten (2 Schübe oder mehr) zeigen, daß ohne neuroleptischen Schutz ca. 75% der Patienten bereits im ersten Jahr nach Absetzen der Neuroleptika wieder rezidivieren. Da dieses hohe Rückfallrisiko – wie entsprechende Absetzstudien klar zeigen (Kissling 1991) – über mindestens 5-7 Jahre fortbesteht, sollte laut Konsensusempfehlung bei *mehrfach Erkrankten eine neuroleptische Rezidivprophylaxe über mindestens 5 Jahre* durchgeführt werden.

Wenn es im Rahmen der letzten Psychose zu Selbst- oder Fremdgefährdung kam, ist evtl. an eine zeitlich unbegrenzte neuroleptische Rezidivprophylaxe zu denken.

Was tun beim Auftreten eines schizophrenen Rezidivs?

Wenn ein schizophrener Patient einen Rückfall erleidet, muß sich der bahandelnde Arzt vor allen Dingen 2 Fragen stellen:

1. Ursachen des Rezidivs?

2. Behandlung des Rezidivs?

Ad 1.

Die mit Abstand häufigste Ursache für ein schizophrenes Rezidiv ist das Fehlen einer neuroleptischen Rezidivprophylaxe. Jeder Rückfall muß den behandelnden Arzt daher veranlassen, sich nochmals intensiv Aufschluß über die Compliance des Patienten zu verschaffen (die Noncompliancerate bei ambulant behandelten schizophrenen Patienten erreicht Werte bis 75%!). Gegebenenfalls sind die Ursachen für Noncompliance mit dem Patienten zu besprechen und möglichst zu beheben (z. B. durch Umstellung auf ein nebenwirkungsärmeres Neuroleptikum). Da die Noncompliance bei einer Behandlung mit *oralen* Neuroleptika häufiger ist bzw. auf jeden Fall später erkannt wird als bei Depotneuroleptika, ist bei unzuverlässigen Patienten an eine Umstellung auf ein Depotneuroleptikum (z. B. Fluanxol-Depot, Haloperidol-Decanoat etc.) zu denken. Wenn ein Patient wegen Noncompliance ein Rezidiv erleidet, ist dies immer ein guter Anknüpfungspunkt für einen erneuten Motivationsversuch! Falls das Unterlassen einer neuroleptischen Rezidivprophylaxe auf ärztliche Empfehlung zurückgeht, sollten die Gründe hierfür nochmals kritisch überprüft werden (vgl. Frage 16).

Die zweithäufigste Ursache für schizophrene Rezidive ist die Unterdosierung oder das zu frühe Absetzen einer neuroleptischen Rezidivprophylaxe. Die individuell erforderlichen

Mindestbehandlungszeiten und Mindestdosen lassen sich bei Mehrfacherkrankten häufig dem bisherigen Krankheitsverlauf entnehmen, indem man aus früheren Rezidiven die entsprechenden Lehren zieht. Wenn man so anhand früherer Rückfälle die individuell erforderliche Mindestdosis ermitteln will, muß man allerdings beachten, daß ein Rückfall wegen Unterdosierung oder Absetzen in der Regel mit einer Latenz von ca. 6 Monaten eintritt. Das heißt, beim Ermitteln der individuellen Mindestdosis muß vom Rückfall noch 6 Monate zurückgerechnet werden. Wenn Informationen über den bisherigen Krankheitsverlauf nicht zur Verfügung stehen (z. B. bei Ersterkrankungen), müssen sich die Mindestbehandlungszeiten bzw. die Mindestdosen an Mittelwerten aus kontrollierten Studien orientieren (s. Frage 18 bzw. Frage 24).

Ad 2.

Bei der Behandlung eines schizophrenen Rezidivs kann man sich bei Auswahl und Dosierung des Neuroleptikums an früheren Behandlungen dieses Patienten orientieren, d. h. das Rezidiv sollte zuerst mit dem Präparat und mit der Dosis behandelt werden, mit der der Patient bei früheren Akutbehandlungen die besten Erfahrungen gemacht hat. Falls der Rückfall auf eine Unterdosierung zurückzuführen ist, genügt oft eine Dosiserhöhung, eine vorgezogene Injektion des Depotpräparats oder eine vorübergehende orale Zusatzmedikation. Wenn die akuten Rückfallsymptome wieder abgeklungen sind, erfolgt die weitere Behandlung nach den in Frage 18 und 24 aufgeführten Grundsätzen.

Was tun beim Auftreten eines schizophrenen Rezidivs?

Was sind Depotneuroleptika?

20

Für die Akutbehandlung stehen die meisten Neuroleptika in einer oral zu verabreichenden Form (Tabletten und Tropfen) und in einer parenteral (intravenös oder intramuskulär) zu applizierenden Zubereitungsform zur Verfügung. Für die Langzeitbehandlung werden die meisten Neuroleptika zusätzlich noch in einer Depotform angeboten. Bei diesen intramuskulär zu applizierenden Depotneuroleptika handelt es sich um veresterte Neuroleptika, die in Pflanzenölen (Sesamöl, Viscoleo) gelöst wurden. Nach der Injektion ins Muskelgewebe wird das veresterte Neuroleptikum langsam aus dem Depot freigesetzt und durch Esterasen gespalten, so daß über ein längeres Injektionsintervall (1- 4 Wochen) die Muttersubstanz in ausreichender Konzentration im Körper vorhanden ist und antipsychotisch wirken kann (Tabelle 5).

Tabelle 5. Mittlere Wirkdauer und üblicher therapeutischer Dosierungsbereich der Depotneuroleptika. (Aus Kapfhammer u. Rüther 1988)

Freiname	Mittlere Wirkdauer (Wochen)	Üblicher Dosisbereich (ml)
Flupentixoldekanoat	2	1-3 (1ml = 20 mg)
Zuclopenthixoldekanoat	2-4	1-2 (1ml = 200 mg)
Fluspirilen	1-2	1-6 (1ml = 2mg)
Penfluridol	1	20 - 40 mg
Haloperidoldekanoat	4	1-6 (1ml = 50 mg)
Bromperidoldekanoat	4	1-6 (1ml = 50 mg)

Freiname	Mittlere Wirkdauer (Wochen)	Üblicher Dosisbereich (ml)
Fluphenazinönanthat	2	1-4 (1ml = 25 mg)
Fluphenazindekanoat	2-3	0,5-2 (1ml = 25 mg)
Perphenazinönanthat	2-3	0,5-2 (1ml = 100 mg)
Perphenazindekanoat	2-3	0,5-2 (1ml = 100 mg)
Pipothiazinpalmitat	4	2-6 (1ml = 25 mg)
Pipothiazinundecylenat	2	4-6 (1ml = 25 mg)

Was sind Depotneuroleptika?

Wann ist eine Behandlung mit Depotneuroleptika indiziert?
Was sind die Vor- und Nachteile?

Antipsychotische Wirkung und Nebenwirkungen werden bei den Depotneuroleptika durch exakt das gleiche Neuroleptikamolekül hervorgerufen wie bei der oral applizierten Muttersubstanz. Der einzige Unterschied – und damit auch mögliche Vor- und Nachteile – zwischen beiden hängt damit zusammen, daß bei den Depotneuroleptika nach einmaliger Injektion die neuroleptisch wirksame Substanz über das gesamte Injektionsintervall von 1- 4 Wochen im Körper aktiv ist. Diese lange Wirkdauer kann (z. B. bei der Langzeitbehandlung von Patienten mit schlechter Compliance) ein Vorteil sein. Sie kann aber auch (z. B. beim unerwarteten Auftreten von Nebenwirkungen) ein Nachteil sein, weil die Substanz dann nicht durch sofortiges Absetzen schnell aus dem Körper entfernt werden kann. Hieraus geht schon hervor, daß die Hauptindikation für den Einsatz von Depotneuroleptika die symptomsuppressive oder rezidivprophylaktische Langzeitbehandlung darstellt. Durch die Depotneuroleptika wird dem Patienten nicht nur die lästige tägliche Tabletteneinnahme erspart, sondern sie erleichtern auch die Aufrechterhaltung der Compliance. Das Nebenwirkungsrisiko kann dadurch vermindert werden, daß man vor der Einstellung auf Depotneuroleptika den Patienten einige Wochen lang mit demselben Neuroleptikum oral behandelt und dadurch Verträglichkeit und Dosierung besser abschätzen kann. In Ausnahmefällen werden Depotneuroleptika gelegentlich aber auch zur Akutbehandlung schizophrener Psychosen eingesetzt, und zwar dann, wenn bei einer ambulanten Behandlung die Compliance für orale Medikation zweifelhaft erscheint. Da Dosierung und Nebenwirkungen hierbei aber schwerer zu steuern sind, muß die Akutbehandlung mit Depotneuroleptika auf begründete Einzelfälle be-

schränkt bleiben und sollte nur erfolgen, wenn die Verträglichkeit der verwendeten Substanz aus früheren Behand-
lungsversuchen bei diesem Patienten bereits bekannt ist.

Welches Injektionsintervall ist optimal?

Depotneuroleptika mit einem langen Injektionsintervall haben den Vorteil, seltener, d. h. weit auseinanderliegender Injektionstermine (was z. B. bei Urlaubsreisen ein Vorteil sein kann). Ihr Nachteil ist allerdings, daß eine Dosisreduktion erst beim nächsten Injektionstermin, d. h. u.U. erst 4 Wochen später durchgeführt werden kann. Kurz wirksame Depotneuroleptika sind zwar besser steuerbar, haben aber den Nachteil häufigerer Injektionstermine. Die Bewertung dieser jeweiligen Vor- und Nachteile wird letztlich der Patient selbst vornehmen, sofern er sich nicht von vornherein für die Beibehaltung der während der Akutbehandlung gegebenen Substanz entscheidet.

Die in Tabelle 5 empfohlenenen Injektionsintervalle basieren auf der Pharmakokinetik der einzelnen Präparate und sollten in der Regel nicht wesentlich über- oder unterschritten werden. Bei einer Verkürzung dieser Intervalle kann es zur Kumulation, d. h. zum deutlichen Anstieg der Plasmaspiegel kommen. Bei einem zu langen Intervall riskiert man entweder eine Unterdosierung am Ende des Intervalls oder – um dies zu vermeiden – eine initiale Überdosierung. Da andererseits die Plasmaspiegel sich individuell trotz gleicher Dosis sehr unterscheiden, kann im begründeten Einzelfall dennoch eine Verkürzung oder Verlängerung des empfohlenen Injektionsintervalls um 1-2 Wochen indiziert sein (z. B. eine Verkürzung, wenn am Ende des empfohlenen Intervalls regelmäßig Unterdosierungserscheinungen beobachtet werden).

Welches Depotpräparat
soll man verordnen?

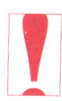

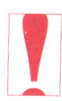

Da die Depotneuroleptika die gleiche Wirksubstanz enthalten wie die entsprechende orale Zubereitungsform, gelten hier die gleichen Regeln für die Wahl des Präparats (vgl. Frage 10). Das heißt, bei der Präparatewahl sollte v. a. berücksichtigt werden, mit welchem Neuroleptikum der Patient bereits früher gute Erfahrungen gemacht hat bzw. welches Präparat bezüglich seines (Neben)wirkungsprofils für den jeweiligen Patienten am besten geeignet ist. Da jeder Einstellung auf ein Depotneuroleptikum in der Regel eine mehrwöchige Behandlung mit oralen Neuroleptika vorausgeht, wird man meistens die Depotform des Neuroleptikums verordnen, mit dem der Patient bereits erfolgreich oral behandelt wurde. Dies auch deshalb, weil es bei einem Wechsel des Neuroleptikums häufig schwierig ist, die äquivalente Depotdosis des neuen Neuroleptikums festzulegen.

Ein Wechsel des Neuroleptikums ist allerdings dann unumgänglich, wenn das oral gegebene Präparat nicht in Depotform zur Verfügung steht (z. B. bei Clozapin/Leponex).

Wie dosiert man
bei der Rezidivprophylaxe?

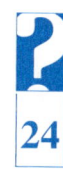

24

Die Umstellung auf ein Depotneuroleptikum erfolgt in der Regel dann, wenn die akute, schizophrene Symptomatik weitgehend abgeklungen ist und sich der Patient auch nach einer Reduktion der Akutbehandlungsdosis weiterhin gut stabilisiert zeigt (vgl. Frage 13 und Frage 15). Die Dosis der ersten Depotinjektion wird durch Multiplikation der letzten oralen Tagesdosis mit einem Umrech- nungsfaktor ermittelt (s. Tabelle 4).

Ausschlaggebend für die Dosierung der Folgeinjektionen sind in erster Linie die im Injektionsintervall auftretenden Nebenwirkungen. Idealerweise sollte bei der ambulanten Behandlung der oft berufstätigen Patienten die Dosierung der Neuroleptika so gewählt werden, daß möglichst wenig Nebenwirkungen (z. B. Sedierung, Parkinsonismus, Sitzunruhe etc.) auftreten.

Andererseits sollte die gerade noch ausreichend wirksame Mindestdosis (s. Tabelle 6) nicht unterschritten werden, weil sonst die Rezidivegefahr deutlich ansteigt. Ein individuelles Austitrieren dieser Mindestdosis im Einzelfall ist leider nicht möglich, da Rezidive infolge Unterdosierung in der Regel nicht sofort, sondern erst mit einer Latenz von 6-9 Monaten – und damit für therapeutische Entscheidungen viel zu spät – auftreten. In der Regel muß man sich deshalb an den bisherigen Behandlungserfahrungen (vgl. S. 48) oder an den Mindestdosen orientieren, die in kontrollierten Dosisvergleichsstudien ermittelt wurden (s. Tabelle 6).

Wenn die Nebenwirkungen dies erlauben, sollte die Dosis der Erstinjektion noch einige Monate lang im Sinne einer Stabilisationsbehandlung weitgehend unverändert beibehalten werden. Danach kann die Dosis langsam (z. B. um 20% alle 6 Monate) reduziert werden, so daß die Mindestdosis in etwa am Ende der empfohlenen Mindestbehandlungszeiten erreicht wird.

Tabelle 6. Mindestdosen für die neuroleptische Rezidivprophylaxe

Flupentixoldecanoat (Fluanxol Depot)	20 mg	alle 2 Wochen
Haloperidoldecanoat (Haldol-Janssen-Decanoat)	50-60 mg	alle 4 Wochen
Fluphenazindecanoat (Dapotum D)	6,5-12,5 mg	alle 2 Wochen
Flupentixol (oral)	4 mg	täglich
Haloperidol (oral)	2,5 mg	täglich
Fluphenazin	2,5 mg	täglich

Bei Unterschreiten dieser Dosen steigen die Rezidivraten deutlich an!

Welche Routineuntersuchungen sind während einer Neuroleptika-behandlung indiziert?

25

Tabelle 7. Empfehlung für Routineuntersuchungen unter Neuroleptika.
• Anzahl der Kontrollen. (Nach Benkert u. Hippius 1986)

	vorher	Monate						vierteljährlich
		I	II	III	IV	V	VI	
Blutbild (trizyklische Neuroleptika)	•	••••	••••	••••	••	•	•	•
Blutbild (andere Neuroleptika)	•	•	•	•	•	•	•	•
RR/Puls	•	••	••	••	•	•	•	•
Harnstoff, Kreatinin	•			•			•	•
GOT, GPT, γ-GT	•	•	•	•			•	•
EKG	•[a]			•[a]			•[a]	•[a]
EEG	•			•[b]			•[b]	•[b]

[a] Bei Patienten über 50 Jahre, bei kardiovaskulären Störungen und bei Verordnung trizyklischer Neuroleptika.
[b] Bei Patienten mit hirnorganischen Störungen.

Alternativ- und Zusatzbehandlungen

Psychotherapie statt Neuroleptika?

Obwohl die antipsychotische und rezidivprophylaktische Wirksamkeit der Neuroleptika in zahllosen placebokontrollierten Studien mit der gleichen Eindeutigkeit nachgewiesen wurde wie z. B. die antibakterielle Wirkung der Antibiotika (Kissling 1991), ist es für viele immer noch schwer vorstellbar, daß man seelische Erkrankungen mit Medikamenten behandeln kann. Vor Entdeckung der Neuroleptika und auch danach wurde deshalb immer wieder versucht, schizophrene Psychosen ausschließlich psychotherapeutisch zu behandeln. Klinische Erfahrung und wissenschaftliche Studien hierzu zeigen jedoch eindeutig, daß durch Psychotherapie allein produktive schizophrene Symptome nicht ausreichend gebessert werden können. Derartige Versuche sind nicht nur sehr zeitraubend und letztlich für beide Seiten frustrierend, das Unterlassen einer neuroleptischen Behandlung ist wegen der prinzipiellen Unberechenbarkeit von Psychosen auch immer mit einer gewissen Selbst- oder Fremdgefährdung verbunden.

Wenn heute auch von keinem Experten mehr ernsthaft bestritten wird, daß Neuroleptika die unverzichtbare Basis jeder Schizophreniebehandlung darstellen, so ist damit keineswegs gesagt, daß psycho- und soziotherapeutische Behandlungsmaßnahmen bei dieser Krankheit sinnlos sind. Im Gegenteil: Gerade die häufig in ihrem mitmenschlichen Kontakt sehr beeinträchtigten, oft sozial isolierten Patienten benötigen – vielleicht sogar noch mehr als andere psychiatrische Patienten – eine intensive psychagogische Betreuung und verschiedenste soziotherapeutische Hilfen.

Die psychotherapeutische oder psychagogische Betreuung dieser Patienten hat im wesentlichen stützenden Charakter und ist ständig mit einer Gratwanderung zwischen Über- und Unterstimulierung verbunden. Eine wichtige Rolle spielen soziotherapeutische Maßnahmen, insbesondere Arbeits- und Beschäftigungstherapie sowie Hilfen bei der Strukturierung des Tagesablaufs und bei der beruflichen Rehabilitation. Weitere wichtige Maßnahmen sind die Stützung und Beratung der durch die Krankheit oft sehr belasteten Angehörigen sowie allgemeine compliancefördernde Maßnahmen. Die Frage „Psychotherapie oder Neuroleptika" sollte daher nicht im Sinne eines „Entweder – oder", sondern mit einem „Sowohl-als-auch" beantwortet werden.

Intervalltherapie statt Dauerbehandlung?

Da mit einer neuroleptischen Langzeitbehandlung immer ein gewisses Nebenwirkungsrisiko (insbesondere das Risiko von Spätdyskinesien) verbunden ist, wäre es natürlich sinnvoll, nur die wirklich rückfallgefährdeten Patienten prophylaktisch zu behandeln. Auf diese Weise könnte man den Patienten, die auch ohne Neuroleptika kein Rezidiv erleiden würden, die unnötige Behandlung ersparen. Leider gehören aber nur 10% der Patienten in diese Gruppe der Nichtrückfallgefährdeten, und leider ist es beim derzeitigen Wissensstand nicht möglich, diese Patienten im voraus zu identifizieren (Kissling 1991).

Ein anderer Versuch zur Reduktion des Nebenwirkungsrisikos ist die sog. *Intervalltherapie*. Bei ihr wird versucht, schizophrene Patienten nicht mehr langfristig rezidivprophylaktisch zu behandeln, sondern Neuroleptika erst dann wieder anzusetzen, wenn sich durch entsprechende Prodromi ein Rezidiv ankündigt.

Leider hat sich diese an sich einleuchtende Therapievariante in der Praxis nicht bewährt: In mehreren kontrollierten Studien zeigte sich, daß bei einer derartigen Intervalltherapie die Rezidivraten deutlich höher liegen als bei einer Neuroleptikadauerbehandlung. Darüber hinaus ließen sich in diesen Studien auch nicht die erhofften Vorteile der Intervalltherapie bezüglich Nebenwirkungsrate oder Lebensqualität nachweisen. Die rezidivprophylaktische Langzeitbehandlung mit Neuroleptika stellt deshalb weiterhin die Therapie erster Wahl zur Rückfallverhütung schizophrener Psychosen dar.

Eine Intervalltherapie kommt eventuell nach Ablauf der Mindestbehandlungszeiten im Sinne einer verbesserten Absetzstrategie in Frage wie auch bei Patienten, die zu einer Dauerbehandlung nicht zu motivieren sind.

Wie behandelt man Depressionen bei schizophrenen Patienten?

28

Die relativ häufig im Rahmen einer Schizophrenie auftretenden depressiven oder apathischen Syndrome können eine sehr unterschiedliche Ätiologie haben und damit auch verschiedene Behandlungsstrategien nötig machen. Die für die praktische Behandlung relevantesten Möglichkeiten hierbei sind:

1. Depression als Teilsymptom der Schizophrenie;

2. Depression als psychogene Reaktion auf die schwere Erkrankung;

3. ,,akinetische Depression" als Neuroleptikanebenwirkung;

4. depressive Phase im Rahmen einer schizoaffektiven Psychose;

5. Depression als postremissiver Erschöpfungszustand;

6. depressives Syndrom im Rahmen eines schizophrenen Residualzustandes.

Ad 1.

Verlaufsstudien haben gezeigt, daß depressive Syndrome sehr häufig Teil der schizophrenen Grunderkrankung sind (Möller u. von Zerssen 1981). Während der akuten schizophrenen Phase entgehen sie oft der Aufmerksamkeit des Untersuchers, da sie von den spektakuläreren produktiv psychotischen Symptomen überlagert werden. Für die Behandlung dieser depressiven Syndrome stellen Neuroleptika mit nachgewiesener antidepressiver Wirkkomponente (z. B. Fluanxol) die Therapie erster Wahl dar. Ob zusätzlich zu den Neuroleptika gegebene trizyklische Antidepressiva wirksam sind oder eher zu einer Verstärkung der produktiv schizophrenen Symptome führen, ist derzeit noch unklar (Johnson 1984; Siris et al. 1987).

Ad 2.

Schizophrene Patienten zeigen häufig eine depressive Reaktion, wenn sie (meist nach Abklingen der Akutsymptomatik) die Schwere ihrer Erkrankung und die damit evtl. verbundenen negativen Konsequenzen für berufliche Leistungsfähigkeit oder soziale Integration realisieren. Hier bedarf es einer psychagogischen Stützung, bei der zum einen darauf hingewiesen werden kann, daß bei konsequenter prophylaktischer Behandlung der Verlauf durchaus nicht infaust sein muß.

Zum anderen ist es erforderlich, daß auch von ärztlicher Seite immer wieder darauf hingewirkt wird, daß der Patient selbst oder seine Angehörigen die Anforderungen an die eigene Leistungsfähigkeit nicht zu hoch schrauben, sondern sich realisierbare Zwischenziele setzen. Bei den Angehörigen muß immer wieder um Verständnis für das z. T. krankheitsbedingte Rückzugsbedürfnis der Patienten geworben werden.

Ad 3.

Neuroleptisches Parkinsonoid und Sedierung sind häufig schwer von Depression oder Minussymptomatik zu unterscheiden. Diagnostisch und auch therapeutisch hilfreich ist hier ein Versuch mit Anticholinergika (z. B. Akineton) und/oder das Umsetzen auf Neuroleptika mit weniger extrapyramidalmotorischen Nebenwirkungen (z. B. Leponex).

Häufig bessert sich das depressiv-akinetische Bild wenige Minuten nach der intravenösen Injektion einer Ampulle Akineton, wodurch in der Praxis oft eine rasche differentialdiagnostische Entscheidung erleichtert wird.

Wie behandelt man Depressionen bei schizophrenen Patienten?

Ad 4.

Bei Patienten mit schizoaffektiven Psychosen sind *gleichzei-tig* eindeutig schizophrene und eindeutig affektive (d. h. de-pressive oder manische) Symptome vorhanden. Wenn dabei die depressive Symptomatik im Vordergrund steht, ist neben den Neuroleptika auch eine Behandlung mit Antidepressiva indiziert.

Ad 5. und 6.

Für die Behandlung postremissiver Erschöpfungssyndrome und schizophrener Residualzustände stehen uns derzeit noch keine durchschlagenden Behandlungsmöglichkeiten zur Ver-fügung. Versuchsweise kommt auch hier eine Reduktion der Neuroleptikadosis, die Gabe von Anticholinergika oder tri-zyklischen Antidepressiva oder die Umstellung auf Neuro-leptika mit antidepressiver Wirkkomponente (z. B. niederdo-siertes Fluanxol) in Frage. Besonders wichtig ist auch bei diesen Syndromen die kontinuierliche psychagogische Stüt-zung des Patienten und der Schutz vor Überforderung.

**Ursachen, Verlauf
und Prognose
der Schizophrenie**

Was weiß man über die Ursachen der Schizophrenie?

29

Obwohl wir letztlich *die* Ursache der Schizophrenie nicht kennen, hat sich durch die intensive Forschung der letzten Jahrzehnte unser Wissen über wahrscheinliche Teilursachen und mögliche pathogenetische Faktoren erheblich vermehrt. Am gesichertsten ist dabei unser Wissen über genetische Einflüsse:

Während das Erkrankungsrisiko (Lebenszeitrisiko) der Durchschnittsbevölkerung bei ca. 1% liegt, beträgt es bei Kindern eines schizophrenen Elternteils oder bei Geschwistern Schizophrener ca. 10-14%; wenn beide Eltern schizophren sind, ist die Erkrankungswahrscheinlichkeit für die Kinder sogar zwischen 30 und 60%. Auf der anderen Seite zeigen diese Zahlen aber auch deutlich, daß trotz einer familiären Belastung die Chance recht groß ist, nicht an Schizophrenie zu erkranken und daß außer den Erbfaktoren noch andere Ursachen am Ausbruch dieser Krankheit beteiligt sein müssen. Weitere Hypothesen sind die einer frühkindlichen Hirnschädigung (evtl. in Zusammenhang mit Schwangerschafts- oder Geburtskomplikationen) oder auch die Vermutung, daß die Krankheit bei erhöhter Vulnerabilität durch Streß oder auch durch ein ungünstiges Familienklima ausgelöst werden könnte. Aufgrund der guten antipsychotischen Wirksamkeit der (hauptsächlich antidopaminerg wirksamen) Neuroleptika wurde die Dopaminhypothese der Schizophrenie formuliert, die als Ursache dieser Krankheit eine dopaminerge Überfunktion bzw. Überempfindlichkeit vermutet.

Die meisten der genannten Hypothesen sind allerdings noch nicht so gesichert, daß daraus konkrete Behandlungskonsequenzen oder Prophylaxerichtlinien abzuleiten wären. Obwohl auch das Vulnerabilitäts-Streß-Modell empirisch noch nicht ausreichend belegt ist, kann man aufgrund klinischer Erfahrungen doch die Empfehlung geben, bei schizophrenen Patienten eine Überstimulierung oder Überforderung zu vermeiden und ihren gelegentlichen Wunsch nach Rückzugsmöglichkeiten zu akzeptieren.

Verlauf und Prognose der Schizophrenie?

Die Prognose der Schizophrenie ist seit der Einführung der Neuroleptika wesentlich günstiger geworden. Während die Diagnose Schizophrenie früher häufig eine lebenslange schwere Behinderung und eine Dauerunterbringung in psychiatrischen Krankenhäusern bedeutete, kann heute die Mehrzahl schizophrener Patienten mit Hilfe der Neuroleptika ambulant behandelt werden. Wenn eine konsequente neuroleptische Rezidivprophylaxe durchgeführt wird, können viele schizophrene Patienten ein weitgehend normales Leben führen, ihrer gewohnten Arbeit nachgehen und befriedigende Sozialkontakte unterhalten. Ohne den Schutz der Neuroleptika ist die Prognose allerdings wesentlich ungünstiger: 80% der schizophrenen Patienten erleiden bereits im ersten Jahr wieder ein Rezidiv ihrer Psychose, und fast alle müssen mehrfach stationär wiederaufgenommen werden. Studien mit jahrzehntelanger Beobachtungsdauer haben gezeigt, daß ca. 20% der schizophrenen Psychosen einen günstigen Verlauf nehmen, die Hälfte dieser Patienten (10% des Gesamtkollektivs) erreichen sogar nach der ersten Krankheitsphase eine Vollremission und erkranken nicht mehr wieder (Huber et al. 1983). Andererseits ist der Krankheitsverlauf bei mindestens 50% der Patienten langfristig doch recht ungünstig und führt über zahlreiche Rezidive zu schizophrenen Defektzuständen und z. T. deutlichen sozialen Anpassungsstörungen. Abgesehen von der Faustregel, daß akut beginnende schizophrene Psychosen mit produktiver Symptomatik eine günstigere Prognose haben als schleichend beginnende mit blander Symptomatik, läßt sich der Verlauf dieser Erkrankung im Einzelfall noch kaum vorhersagen.

Weiterführende Literatur?

Zu psychopharmakologischen Behandlungsproblemen:

Möller HJ, Kissling W, Stoll KD, Wendt G (1989) Psychopharmakotherapie. Ein Leitfaden für Klinik und Praxis. Kohlhammer, Stuttgart

Benkert O, Hippius H (1991) Psychiatrische Pharmakotherapie. Springer, Berlin Heidelberg New York Tokyo

Kapfhammer HP, Rüther E (1988) Depotneuroleptika. Springer, Berlin Heidelberg New York Tokyo

Psychiatrielehrbücher:

Tölle R (1988) Psychiatrie, 8. Aufl., Springer, Berlin Heidelberg New York Tokyo

Bleuler E (1983) Lehrbuch der Psychiatrie, 15. Aufl., Springer, Berlin Heidelberg New York Tokyo

Für Patienten und Angehörige:

Luderer HJ (1989) Schizophrenien. Ein Ratgeber für Patienten und Angehörige. Trias, Stuttgart

Hell D (1988) Schizophrenie. Springer, Berlin Heidelberg New York Tokyo

Literatur

Benkert O, Hippius H (1986) Psychiatrische Pharmakotherapie. Springer, Berlin Heidelberg New York Tokyo

Bochnik HJ, Koch H (1990) Die Nervenarzt-Studie. Deutscher Ärzte Verlag, Köln

Dilling H, Mombour W, Schmidt MH (1991) (Hrsg) Internationale Klassifikation psychischer Störungen. ICD-10 Kapitel V (F), Klinisch diagnostische Leitlinien, Weltgesundheitsorganisation. Huber, Bern Göttingen Toronto

Huber G, Gross G, Schüttler R (1983) Langstreckenverlauf der Schizophrenie und neuroleptische Therapie. In: Klein HE (Hrsg) Therapie mit Neuroleptika. perimed, Erlangen

Johnson DAW (1984) Observations on the use of long-acting depot neuroleptic injections in the maintenance therapy of schizophrenia. J Clin Psychiatry 5:13-21

Jürgens A, Kröger D, Marschner R, Winterstein P (1992) Das neue Betreuungsrecht. Beck, München

Kapfhammer HP, Rüther E (1988) Depot-Neuroleptika. Springer, Berlin Heidelberg New York Tokyo

Kissling W (1991) (ed) Guidelines for neuroleptic relapse prevention in schizophrenia. Springer, Berlin Heidelberg New York Tokyo

Möller HJ, von Zerssen D (1981) Depressive Symptomatik im stationären Behandlungsverlauf von 280 schizophrenen Patienten. Pharmacopsychiatrie 14:172-179

Sieberns S (1987) Darstellung der Depot-Neuroleptika. In: K. Heinrich (Hrsg) Internationales Fluanxol-Depot-Kolloquium. Das ärztliche Gespräch 40, TROPON

Siris SG, Morgon V, Fagerstrom R, Rifkin A, Cooper TB (1987) Adjunctive imipramine in the treatment of post-psychotic depression: a controlled trial. Arch Gen Psychiatry 44:533-539

Tegeler J (1987) Differentielle Dosierung von Depot-Neuroleptika. Wirkungsprofile und Begleitwirkungen. In: Heinrich K, Klieser E (Hrsg) Probleme der neuroleptischen Dosierung. Schattauer, Stuttgart New York

Druck: Mercedesdruck, Berlin
Verarbeitung: Buchbinderei Lüderitz & Bauer, Berlin